ÉTHER

ET CHLOROFORME

MÉMOIRE

SUR

L'ÉTHER ET LE CHLOROFORME

CONSIDÉRÉS COMME AGENTS ANESTHÉSIQUES,
LEURS CARACTÈRES COMMUNS ET LEURS CARACTÈRES DIFFÉRENTIELS,

PAR E. FERRAND,

PHARMACIEN A LYON,

Ex-préparateur au Collége de France et au Muséum de Paris, Secrétaire général de la Société d'Emulation des Pharmaciens de l'Est, membre de la Société de pharmacie de Lyon, membre correspondant de diverses Sociétés pharmaceutiques de Toulouse, de Reims, de Rouen, de la Société des Sciences médicales et naturelles de Bruxelles, etc

---

Lu à la Société de pharmacie de Lyon, dans sa séance du 9 juillet 1859.

LYON.
IMPRIMERIE D'AIMÉ VINGTRINIER,
Quai Saint-Antoine, 35.

1859.

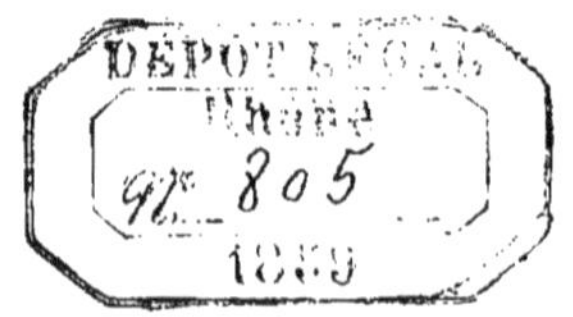

ÉTHER ET CHLOROFORME

CONSIDÉRÉS COMME AGENTS ANESTHÉSIQUES,

LEURS CARACTÈRES COMMUNS ET LEURS CARACTÈRES DIFFÉRENTIELS.

J'ai longtemps hésité à prendre part aux débats que soulève la question de préférence à donner à l'un des principaux agents anesthésiques, parce qu'en abordant un tel sujet, on ne peut se dissimuler que l'anesthésie, par ses phénomènes, touche aux connaissances les plus étendues de la physiologie et que, par ses applications, elle exige des notions très-variées sur les phases plus ou moins graves des opérations chirurgicales; j'ai longtemps hésité parce que, pour une appréciation digne des lumières et des convictions que défendent les deux camps opposés, il me manquait et l'autorité du savoir qui permet de dire et l'autorité des titres qui donne l'espoir d'être écouté. A défaut de ces conditions premières, j'ai pensé que dans une étude présentée au point de vue de la pratique, le praticien pouvait être entendu, et dans cette question controversée qui engage à un très-haut degré et la conscience de l'opérateur et la vie de l'opéré, j'ai cru enfin qu'il était du devoir de celui qui pouvait apporter à sa solution le fruit d'une longue expérience de prêter son concours quelque humble qu'il fût.

Sollicité naguère par M. le docteur Debout, rédacteur du *Bulletin de thérapeutique*, faisant appel à ma pratique journalière, sollicité en même temps par l'opportunité des circonstances, car la Société de médecine de Lyon venait de prendre une résolution solennelle dans cette question, je me suis décidé enfin : et déjà, dans l'intérêt seul de mes conclusions, je déclare avec l'expression de la plus vive reconnaissance que je dus à la bienveillante amitié de M. le docteur Bonnet d'avoir été attaché, comme éthérisateur, à sa pratique chirurgicale depuis l'époque où les journaux anglais apportèrent en France la nouvelle de la découverte faite à Boston, et que cette faveur première m'a valu l'insigne honneur d'assister au même titre la plupart des représentants de l'illustre chirurgie lyonnaise ; c'est ainsi que je fus placé dans les conditions les plus favorables à l'étude pratique suivie et très-étendue des systèmes et méthodes anesthésiques.

Au lit du malade, n'ayant à m'occuper que de l'éthérisation, ne suivant qu'accessoirement l'opération chirurgicale pour régler sur elle, suivant ses différentes phases, la marche de l'inhalation, j'ai dû chercher par moi-même à raffermir ma confiance quelquefois ébranlée, soit dans mes débuts, soit même plus tard : j'ai dû me mettre mieux en garde contre les surprises que ne manquent pas de ménager à l'éthérisateur et les résistances opiniâtres et les dépressions subites ; faire enfin la part des appareils, celle de la variété des sujets et de l'influence des méthodes mises en pratique.

Or le succès ne dépend pas de l'observation de telle ou telle mesure isolée, mais d'un ensemble de précautions nécessaires; aussi l'unique page de note que je me proposais de reproduire serait-elle insuffisante; je crois donc à la nécessité de faire deux chapitres correspondant à cette donnée première à savoir qu'il y a entre le chloroforme et l'éther, 1° des caractères communs sous la dépendance des lois générales de l'anesthésie artificielle, et 2° des caractères différentiels à exposer parallèlement. Mais, disons-le d'abord, la pensée qui me préoccupe, pensée qui me servira de point de départ et dont le développement se manifestera à plusieurs reprises jusqu'aux dernières lignes de ce travail est celle-ci : la pratique la plus généralement adoptée, celle qui consiste à endormir les opérés avec le chloroforme, tient-elle un compte suffisamment rigoureux des résultats obtenus par cet agent? est-elle à la hauteur du progrès acquis par les autres modes d'inhalation anesthésique? Le choix fait par les chloroformisateurs ne repose-t-il pas, au contraire, exclusivement sur le souvenir des éthérisations prises, nécessairement imparfaites, aux débuts de l'éthérisme, à cette époque enfin où le merveilleux de la découverte appelait hâtivement tous les adeptes à la pratique de l'inconnu?

Offrir, en définitive, plus de sécurité à l'opérateur, plus de garanties à l'opéré, tel est le but que je me propose.

PREMIÈRE PARTIE.

PARALLÈLE

Des caractères communs à l'éther et au chloroforme sous la dépendance des lois générales de l'anesthésie artificielle.

Devant le sommeil imposé à la douleur pendant les opérations chirurgicales qui coupent, arrachent ou brûlent les chairs du patient, l'humanité recueillie s'incline, saisie d'admiration et de reconnaissance pour la découverte américaine, que Jackson, de Boston, en soit l'auteur illustre, ou que germée dans le laboratoire de Flourens, elle soit sortie florissante de l'hôpital de Simpson, à Édimbourg.

1° QUELQUES EXEMPLES DES EFFETS LES PLUS GÉNÉRAUX.

A. Les effets les plus simples et les plus heureux communs à l'éther et au chloroforme plongent l'esprit et les sens dans un charme ou ravissement inaccessible à toute douleur et permettent à volonté le retour facile d'un réveil non moins émerveillé : leur puissance a prévenu toute appréhension, a effacé tout souvenir cruel ; elle a étendu ses bienfaits au-delà de l'opération même. En supprimant l'inquiétude préalable et la douleur poignante du moment, elle a rendu la guérison plus facile et diminué aussi la mortalité. Elle a permis enfin de réaliser des opérations violentes et prolongées, sans elle impraticables.

B. Le plus souvent, avec l'un ou avec l'autre de ces agents, on est témoin d'une première impression désagréable, bientôt suivie de bourdonnement insolite, puis d'une certaine excitation à laquelle l'esprit et le corps prennent part ; l'esprit semble avoir le sentiment du passage du réel à l'idéal, et s'égare dans les songes, le corps s'agite en des mouvements plus ou moins violents, plus ou moins automatiques qui correspondent soit à une activité persistante de l'âme, soit à des influences profondes du système nerveux. Dès le début, la respiration elle-même peut être, sous des influences diverses, ou très-ralentie ou extraordinairement pressée ; mais que cette circonstance passagère se produise ou non, les grandes respirations arrivent toujours au moment qui précède le sommeil. L'insensibilité et le repos deviennent complets, le malade dort profondément. Le réveil qui suivra sera accompagné d'une ivresse plus légère et plus courte que celle du début ; le malade cherche par le toucher et par le regard à se rendre compte de l'opération qu'on dira lui avoir faite ; mais son réveil paraîtra dominé encore pendant quelques instants par des oscillations qui successivement et à plusieurs reprises le bercent jusqu'à somnolence nouvelle ou le raniment par sursaut.

C. Quelquefois, et c'est alors que les inquiétudes, les

terreurs qui étaient à une autre époque le cortége obligé de maintes tentatives chirurgicales, passent de l'esprit de l'opéré dans l'esprit de l'opérateur et des assistants : les phénomènes d'abord lents ou rapides se précipitent ; l'une des fonctions essentielles à la vie fait défaut, et déjà l'éthérisme apporté comme ressource précieuse au secours du malade, devenu sous son influence, pâle, froid et sans souffle, n'évoque à nos yeux que l'image de la mort.

C'est que, dans le premier cas, l'on a rencontré un sujet docile à de bonnes inhalations.

C'est que, dans le deuxième cas, l'on a obtenu une anesthésie ordinaire, conduite à propos et arrêtée à point, le malade ne présentant pas de conditions exceptionnelles.

C'est que, dans le troisième cas, l'anesthésie s'est trouvée compliquée de phénomènes spasmodiques, ou d'asphyxie, ou de syncope, ou de sidération particulière toxique.

Or, je crois que s'il est facile de reproduire volontairement sur les animaux, par exemple, tous les inconvénients, tous les dangers d'une anesthésie ou seulement défectueuse ou même mortelle, il ne me paraît pas moins démontré que l'on peut, d'une part, diriger la marche utile de l'éthérisme jusqu'à sa limite nécessaire, c'est-à-dire à l'insensibilité, sans cesser de s'éclairer des révélations favorables qui se manifestent, sans cesser de tenir compte le plus rigoureusement possible des indices fâcheux qui peuvent se produire et que l'on peut, d'autre part, ne pas dépasser le but au-delà duquel on provoque le danger ; ces dires sont vrais dans la très-grande majorité des cas, comme le prouvent tous les succès obtenus dans tous les pays, même par des mains peu expérimentées, mais ces dires sont-ils également vrais pour le chloroforme et pour l'éther ? C'est ce que nous examinerons dans le parallèle prochain.

Un examen superficiel des phénomènes de l'anesthésie reconnaît, après les premiers temps de l'inhalation, une période d'agitation qui, plus ou moins rapide ou prolongée, précède le sommeil. Un examen plus attentif démontre une première période pendant laquelle les agents anesthésiques procèdent par l'annihilation des sens, suivie de mouvements désordonnés sous l'influence d'une volonté qui s'égare, ou suivie de l'impuissance de tout mouvement volontaire et d'un premier assoupissement.

D. Ce dernier examen permet de distinguer une seconde période, celle de l'insensibilité avec ou sans mouvements d'un autre ordre et terminée par le sommeil calme voulu pour l'opération chirurgicale.

Au-delà, il accuse quelquefois une troisième période, celle des troubles graves dans les fonctions des organes essentiels à la vie.

Il apprend ainsi à connaître des effets favorables et des effets morbides qui sont autant de phénomènes correspondant à des actions physiologiques dont l'étude successive va nous donner, avec la notion du fait simple ou excessif, tout l'enseignement qu'il comporte.

Lois générales. — Première période anesthésique.

INFLUENCE SUR LES SENS.

L'odorat se familiarise promptement avec la senteur, même excessive, des agents employés ; le goût ne présente pas beaucoup plus de résistance.

La vue et l'ouïe s'éteignent les derniers et se réveillent les premiers ; la pupille se contracte durant la première période, elle est souvent dilatée dans la troisième. Le toucher est diversement altéré avant d'être complètement engourdi : tel qui ne sentira pas une piqûre, sentira un chatouillement, etc. ; telle partie sera insensible, alors que telle autre aura conservé encore son impressionnabilité et cette distinction correspondra toujours au degré de sensibilité ou de richesse nerveuse des régions explorées ; cette donnée dernière enfin s'étend au-delà du début de l'anesthésie, car on la retrouve dans la période chirurgicale, et l'expérience m'a démontré que tel sommeil léger suffisant pour une foule d'opérations, ne suffisait plus pour l'excision des paupières, l'incision des sphincters, la ligature d'un cordon spermatique ; je pince la paupière et touche légèrement les cils pour m'assurer de l'installation du sommeil.

Dans cette première période qui affecte surtout la perception par les sens, lorsque les phénomènes se succèdent distinctement, l'on peut remarquer qu'à un moment donné la sensibilité paraît exaltée ; les malades ont une finesse d'ouïe qui leur permet de surprendre le chuchotement le plus discret ; ils retirent vivement les doigts sur lesquels on cherche à exercer une pression exploratrice, et le plus souvent, en définitive, il m'est permis de compter trois temps séparés : le premier accusé par un peu d'excitation, le deuxième par une influence soporifique ou assoupissement souvent trompeur, le troisième accompagné de grandes inspirations : la manière d'endormir n'est pas étrangère au degré d'excitation, comme l'a fort bien observé M. Bouisson, de Montpellier.

Ce qui vient d'être signalé pour les sens, se montre en même temps pour l'intelligence, c'est l'exaltation et la dépression des fonctions psychologiques jusqu'à éclipse partielle ou totale. Sous le vague plus ou moins insaisissable de ses manifestations étranges, fantastiques, quelquefois répétées automatiquement, s'il est difficile de suivre jusque dans les songes l'intelligence et ses efforts, on peut croire que si elle est rapidement obscurcie, elle ne s'éteint qu'en dernier lieu.

Plus l'éthérisme est profond, plus les images ou conceptions sont confuses ; plus le sommeil est léger, plus l'esprit dégagé des choses de la terre s'élance dans une atmosphère supérieure même au monde des rêves ; et les intelligences cultivées pendant la veille, celle des étudiants, des artistes, ont surtout vu ou compris des choses merveilleuses, la causalité des grands problèmes, l'infini de la création. Mais à peine tirés de cette exaltation par le réveil, ils renoncent tout à coup à pouvoir traduire ce qui s'efface de plus en plus dans leur souvenir attristé.

On a reproché, bien à tort, à l'anesthésie éthérée de provoquer, notamment chez les femmes, des songes lascifs, des troubles érotiques dont la morale s'est alarmée. Barthélemy a traduit ainsi cette opinion :

Et, d'un double mystère ineffable pouvoir!
Au moment qu'elle enfante, elle croit concevoir.

Le chloroforme n'a pas plus que l'éther le privilége des songes pudiques ; ce que j'ai vu au contraire comme le fait le plus constant, c'est qu'à mesure que le sommeil, dû à l'éther ou au chloroforme, se dissipe, le premier sentiment qui se réveille chez la femme est le sentiment de la pudeur.

Dans quelques cas plus exceptionnels enfin, la sensibilité qui unit la vie et l'intelligence s'évanouit seule, et bientôt ce faible lien disparu laisse dans l'indépendance l'intelligence devenue libre, mais plus ou moins intacte, tandis que la vie végétative se conserve dans le fonctionnement harmonique des organes.

Je puis à ce propos citer l'observation suivante :

Obs. — Pendant une opération qui ne dura pas moins de 20 minutes (ablation d'une tumeur au milieu du dos, Drs MM. Bonnet et des Guidi), la malade parfaitement chloroformisée fit tous les frais d'une conversation très-suivie, très-sensée et maintes recommandations à communiquer à son opérateur ; mes réponses n'avaient d'autre objet que d'entretenir l'erreur où était cette dame, qui livrée au couteau et aux ligatures, croyait son docteur encore occupé dans la pièce voisine à rassurer sa famille.

Comme précaution préliminaire, ne jamais négliger de s'assurer de l'état de liberté des voies respiratoires et digestives : chercher par la persuasion et la douceur à calmer le malade dont le moral inquiet réagirait vivement sur le système nerveux, mais la patience ne doit pas exclure la fermeté.

Deuxième période anesthésique.

INSENSIBILITÉ PROPRE AUX OPÉRATIONS CHIRURGICALES.

La seconde période commence pour ainsi dire dès que le malade paraît insensible et se continue jusqu'à l'abolition de la contractilité, c'est-à-dire jusqu'à l'abolition des forces ; c'est ce dernier temps que l'on a plus spécialement appelé la période chirurgicale.

Mais il est sage toujours de ne pas trop se hâter, car alors que toutes les choses se passent normalement, on peut être empêché soit par le réveil, soit par la contractilité : en effet, si aux premiers mouvements involontaires un peu désordonnés par l'ivresse, succède dans la première période une première insensibilité, ce résultat peut être bientôt suivi de mouvements d'un autre ordre qu'on appelle mouvements reflexes de la moelle épinière. C'est la période de l'éthérisme agité, convulsif ou non convulsif, comme l'a très-bien signalé M. Lach dans son exposé des données symptomatologiques. En prolongeant l'éthérisme on abolit bientôt cette révolte dernière que remplace la résolution des forces.

Telle est, pour moi, la limite que j'ai trouvée la plus sûre et que j'ai eu l'occasion de conserver pendant, je puis dire, de longues heures.

1re *Obs.* — 40 fers rouges éteints dans le jarret d'un jeune homme (M. le marquis d'***), très-affaibli par l'hémorrhagie (Drs MM. Bonnet, Leriche, Petit, Chavériat), 70 minutes de sommeil avec le chloroforme, donné avec quelques minutes d'interruption à partir seulement des 30 premières minutes.

2e *Obs.* — Réduction de luxations anciennes, avec et sans ankylose, après et sans section sous-cutanée, sur le même sujet, jeune personne dont les articulations de la hanche, des mains, du genou et des pieds étaient consolidées dans des positions horriblement difformes ; redressement immédiat, 65 minutes de sommeil, avec l'éther donné presque sans interruption. (Drs MM. Bonnet, Philipeaux, Gillebert-d'Hercourt).

Si, par hasard, dans le cours des opérations, quelques cris provoqués par la souffrance ou étrangers à la douleur viennent surprendre l'assistance, une nouvelle dose d'éther ou de chloroforme effacera complètement chez le malade le souvenir de cet incident. J'ai rencontré quelques sujets que leur constitution ou l'état de leur pouls ne permettait pas d'endormir profondément, mais je n'ai jamais trouvé de sujet entièrement réfractaire.

Si une bonne respiration est utile à l'obtention du sommeil, elle est surtout nécessaire au réveil. Le réveil brusque est très-fréquent, il est suivi d'une sorte d'égarement ou ivresse dite de retour, de peu de durée, mais qui est d'autant plus marquée que l'ivresse initiale a été plus manifeste et les inhalations plus prolongées ; ordinairement, pour que le malade reprenne le libre usage de ses sens, il faut en général un temps trois fois égal à celui qui a été nécessaire à la production de l'anesthésie, c'est ce que l'on voit surtout dans le cabinet du dentiste. Les vomissements sont assez fréquents ; ils se manifestent rarement pendant les inhalations, mais après un premier réveil, le malade pâlit, redevient insensible, c'est la nausée qui se prépare ; nous la voyons à la fin s'opposer en quelque sorte au réveil ; lorsqu'elle survient au début, ce qui est rare, on la voit s'opposer au sommeil anesthésique.

Troisième période anesthésique.

SURSATURATION, PHÉNOMÈNES TOXIQUES.

On est témoin des phénomènes imputables à la troisième période, lorsque l'on voit les modifications qu'éprouve au besoin, jusques à altération complète, le rhythme des mouvements respiratoires et des battements du pouls : ces mouvements qui marchent souvent de concert, que l'on voit ainsi avant le sommeil s'accélérer ensemble et diminuer en même temps, éprouvent d'abord des intermittences, puis des troubles plus profonds. Les accidents commencent par la respiration à moins que le malade ne présente quelque affection cardiaque. Aussi les mouvements thoraciques, puis le passage de l'air dans la trachée peuvent-ils être momentanément suspendus, alors que les pulsations radiales persistent. L'on conçoit que ces phénomènes morbides deviennent d'autant plus dangereux qu'ils tendent à éteindre les fonctions indispensables de la vie organique ; cet ordre plus habituel est quelquefois interverti, c'est ce que l'on constate dans les événements les plus périlleux ; l'on cite même des cas de mort foudroyante.

L'éther et le chloroforme semblent susceptibles enfin de déterminer, après la sursaturation, une sidération toxique particulière ou narcotisme spécial ; cette sidération n'est point soudaine, elle paraît n'avoir été bien remarquée que dans les expériences faites sur les animaux. « Car (dit M. Bouisson, dont nous avons lu le livre avec tant d'admiration que, quoique fixé depuis longtemps, nous nous sommes assurément souvent assimilé son langage), « à moins d'une impressionnabilité qu'il faut au reste « s'attacher à prévoir, ce n'est point là un accident que « l'on soit à même d'observer, lorsque toutes les pré- « cautions sont bien prises et les règles bien observées. »

Ces distinctions d'effets dangereux se substituant à d'autres dans un ordre régulier peuvent paraître bien subtiles, alors que l'on sait qu'il y a une sorte de solidarité dans la résistance générale de tous les centres, et que l'ensemble du système nerveux est simultanément attaqué ; mais ces distinctions sont fondées, comme nous allons le voir dans un résumé spécial des inconvénients ou dangers, communs ou inhérents à certaines périodes ; elles sont fondées, car les physiologistes ont reconnu avec le chloroforme et avec l'éther les localisations successives des effets anesthésiques dans l'ordre suivant : Lobes cérébraux (intelligence), cervelet (équilibre des mouvements de locomotion), moelle épinière (sentiment et mouvement reflexe), moelle allongée (dont la paralysie entraîne la mort).

Dans la pratique habituelle on tient moins compte des périodes physiologiques, on confond dans une même période, dite d'agitation, le moment pendant lequel se manifestent les nouvements volontaires et les mouvements reflexes, et l'on est fondé à dire que le sommeil n'est bien solide que dans la période suivante; mais les périodes que nous avons adoptées sont plus en harmonie avec les données expérimentales des Flourens, Longet, Coze, etc.

L'étude sommaire que nous allons reprendre des fonctions organiques fâcheusement modifiées par l'éthérisme va nous permettre de démontrer, en même temps, que la prudence et l'habitude rencontrent dans les signes symptomatologiques des moyens non moins propres à éclairer sur le degré de tolérance.

INCONVÉNIENTS ET DANGERS INHÉRENTS OU COMMUNS A CERTAINES PÉRIODES.

Or, si chaque période a son allure particulière, chaque

période peut avoir aussi ses écarts spéciaux, car il ne faut pas ignorer que l'anesthésie suit quelquefois une marche insidieuse, qui semble confondre toutes les périodes en des luttes intérieures plus ou moins menaçantes. On comprendra donc que la première période puisse être entravée par une intolérance extrême, que la seconde soit capable d'offrir des troubles subits, et que la troisième fasse craindre pour le réveil. Voici, en effet, l'ordre habituel des phénomènes à surveiller, phénomènes ou accidents susceptibles d'être produits sous l'influence des vapeurs anesthésiques ; la toux, la sécrétion de mucosités bronchiques abondantes, les mouvements spasmodiques de la glotte, la chute de la langue en arrière dans le décubitus dorsal surtout, l'action sur les nerfs pneumogastriques qui vient provoquer des vomissements ou suspendre la respiration, tel est le premier ordre de troubles correspondants à la première et à la deuxième période. Ils étaient autrefois beaucoup plus fréquents, et j'ai remarqué que l'usage des vapeurs tièdes en avaient de beaucoup diminué l'apparition : les fortes contractures avec renversement de la tête en arrière appartiennent plus spécialement à la seconde période; les phénomènes ayant trait à la circulation sont plus graves encore ; aussi tous les faits qui peuvent fournir, sur ce point, une donnée symptomatologique doivent-ils être observés avec le plus grand soin, et l'état du pouls qui donne l'état des forces intimes doit-il surtout être l'objet d'une attention particulière.

Ainsi le nombre des pulsations augmente de 75 à près de 100, puis redescend et remonte de manière à dépasser ce dernier chiffre au point de s'élever même à 140; de cet apogée il retombe au-dessous du point de départ et je l'ai vu à 50. Dans ses écarts le pouls accuse une concentration ou une dépression profonde, il est plein et violent ou devient filiforme et insaisissable. D'autres signes manifestes de dangers accompagnent ces divers états, la rougeur de la face, la turgescence des vaisseaux vers la tête, ou la décoloration des lèvres, la pâleur générale, l'extinction graduelle de la calorification commençant par les extrémités, la coloration brune du sang artériel; il arrive même que les veines et les artères ouvertes ne donnent pas de sang. Or, si l'on a évité l'asphyxie, on a été bien près de la syncope.

Obs. J'ai vu et le ralentissement et l'accélération excessifs mener deux malades à une fin imminente : le premier cas est celui d'une femme, en ville, avec les docteurs Bonnet et Faivre; le deuxième est celui d'un homme avec MM. Bonnet, Valette, etc. (Hôtel-Dieu).

Dans ces différentes périodes on voit en définitive que la respiration et la circulation sont nécessairement impressionnées. M. Barrier, dans une de ses leçons cliniques (Extr. par M. le docteur Félix Bron, 1857), admet que le chloroforme arrivant au cœur avec le sang puisse agir directement sur la contractilité de cet organe et l'abolir. Le même professeur met en cause, d'autre part, à côté de l'asphyxie qui peut survenir par le fait d'une quantité insuffisante d'air fournie à la respiration, l'asphyxie progressive et consécutive à l'extinction de l'action nerveuse, soit dans la muqueuse broncho-pulmonaire directement paralysée, soit dans les muscles respirateurs, dans ceux du thorax et dans le diaphragme lui-même atteints par extension après les chloroformisations prolongées. Il est plus ordinaire de voir ces impressions de nature grave aller en augmentant jusqu'à cette période dernière où l'innervation des organes étant profondément atteinte, les fonctions de ces mêmes organes sont profondément altérées; mais comme elles peuvent se montrer profondes à toutes les époques de l'éthérisme, il faut toujours les attendre, et dès qu'elles revêtent des caractères incompatibles avec l'entretien facile de la vie, il faut absolument suspendre l'inhalation ; alors j'ai vu les phénomènes alarmants se dissiper d'eux-mêmes. En effet, qu'on ne l'oublie point, l'air pur est le meilleur antidote pour dissiper les effets anesthésiques ; les moyens propres à favoriser le retour normal des fonctions compromises pourront au besoin être mis en œuvre, ils ont leur indication dans la nature des symptômes morbides observés.

Si l'on rencontre dans le monde un petit nombre de malades qui repoussent le chloroforme à cause des dangers dont ils ont entendu parler, quelques malades semblent devoir renoncer à l'éther pour accepter le chloroforme. J'ai rencontré des malades appartenant à cette dernière classe, avec M. Barrier un opéré phthisique que l'éther faisait tousser, et j'ai su que le même chirurgien avait eu un lithotritié qui, après sa cinquième séance, ne pouvait plus sentir l'éther.

QUELQUES DIFFÉRENCES SUIVANT LES INDIVIDUS.

Les enfants s'endorment promptement, mais il n'est pas vrai de dire qu'ils n'appréhendent pas l'épreuve ; sans bien comprendre, ils protestent d'abord et énergiquement. Or, il arrive qu'après les cris prolongés, les grandes inspirations deviennent impérieuses, et à la tempête succède immédiatement le calme le plus parfait.

J'ai remarqué chez eux la production souvent abondante de mucosités bronchiques capables de compromettre la respiration ; on suppose généralement qu'ils résistent mieux que les adultes à l'action violente et toxique du chloroforme.

Les vieillards supportent bien l'éthérisme : quelquefois on peut redouter ou l'adynamie ou la disposition aux congestions cérébrales ; mais en général ils sont les représentants de vigoureuses générations.

Chez les adultes, comme chez tous les malades, il faut tenir compte et de la nature des tempéraments et surtout de l'état des forces ; la connaissance des habitudes explique bien des différences de résultats , notamment la grande résistance que présentent ceux qui font largement usage des alcooliques ou du vin ; ainsi, dans nos départements , on ne remarque pas sans sourire que pour vaincre un Bourguignon il ne faut pas que l'éther soit faible. En général, on doit s'attendre à voir les tempéraments sanguins présenter un peu plus de résistance au sommeil et les tempéraments lymphatiques être peu dociles au réveil.

La résistance des faibles est quelquefois excessive ; à l'étonnement qu'elle cause d'abord, elle prépare une nouvelle surprise : vaincue enfin par le sommeil, elle a épuisé ses forces et la réaction fera défaut, du moins immédiatement ; aussi faudra-t-il suspendre, pour eux, l'inhalation longtemps avant le moment voulu pour le réveil.

L'expérience apprend à donner, d'autre part, le degré de sommeil utile suivant le degré de sensibilité des régions à opérer.

On a proposé de restreindre l'usage du chloroforme et de l'éther aux grandes opérations ; mais hélas ! il n'y a pas de petite opération en quelque sorte pour celui qui doit la subir : la douleur n'est-elle pas enfin une cause d'entraves et de peines que, dans tous les cas, le chirurgien et le patient ont intérêt à éviter ?

DES MÉTHODES ANESTHÉSIQUES AYANT COURS.

Pour l'application des vapeurs anesthésiques, les méthodes les plus opposées ont leurs partisans ; en effet, suivant les uns, l'attaque doit être brusque, suivant les autres elle devra être graduée ; puis les inhalations seront ou continues ou intermittentes ; on a même pratiqué des inhalations préalables dites d'essais ; on a conseillé de s'en tenir à un premier sommeil, on a proposé même de ne faire respirer la vapeur que par une seule narine ; mais en fait, si le but n'est pas moins atteint dans la plupart de ces applications dissemblables, c'est que les exigences de l'éthérisme, j'en suis bien convaincu, ramènent forcément les représentants de ces méthodes extrêmes à des concessions qui confondent les règles de chacune en des empiètements de nature à renverser tout parti pris. En effet, avec l'application brusque des vapeurs, on rencontre quelquefois de tels débats, que l'opérateur rentre dans la graduation et l'intermittence forcées : avec l'application graduée, on éprouve presque constamment de telles lenteurs, de telles périodes d'agitations exagérées par la méthode même que l'on est contraint à l'inhalation continue. Il n'est donc pas juste de dire que l'une de ces deux méthodes, graduée ou brusque, sera un jour nécessairement condamnée : chacune d'elles peut au contraire avoir son application ou générale ou exceptionnelle, plus ou moins nécessaire, selon les circonstances variées, mais surtout suivant l'agent employé. Or par ce qui se passe le plus généralement, lorsqu'on a appris à connaître les conséquences de chacune de ces méthodes, on se fait bientôt une règle : pour moi, j'estime que les inhalations graduées, généralement recommandées, réunissent tous les inconvénients, comme on est près d'en convenir,, et ne sont pas exemptes de dangers, comme on veut bien le prétendre : je n'hésite pas à dire qu'elles influent fâcheusement sur la marche et sur la durée de l'anesthésie. Ces intermittences bénévoles ou préméditées dès le début provoquent et prolongent la période d'excitation : tel est leur premier tort ; et cela doit être reconnu vrai parce que l'air libre, dissipant à lui seul le sommeil le plus complet, s'opposera d'autant plus à l'action de ces vapeurs qu'il dominera plus dans le mélange de vapeurs éthérées ou chloroformées. Aussi ai-je toujours remarqué que les malades chez lesquels une forte barbe permet plus d'accès à l'air entre les contours de la bouche et l'ouverture des appareils, s'endorment plus lentement et conséquemment témoignent d'abord plus d'impatience et plus d'agitation.

Le second tort de cette méthode graduée est de préparer la sursaturation, c'est-à-dire la persistance de l'état anesthésique qui, ne cessant plus avec la suppression des vapeurs et se maintenant profond par l'effet des doses accumulées, s'étend ainsi au-delà de l'opération. Le système de la graduation a été longtemps protégé par le langage de la prudence *à priori*, prudence trompée par son zèle, trompée par l'ignorance de certains faits. Ce langage ne doit plus, dans l'espèce, être celui de la pratique, car si, dès le début, je l'ai tenu moi-même avant que l'expérience m'ait rallié à l'attaque brusque, je dois être aujourd'hui tellement convaincu de la supériorité de cette dernière méthode que, journellement encore, lorsque j'ai la faiblesse d'accorder de ces concessions, de ces temporisations souvent sollicitées par le malade, j'ai lieu de m'en repentir : en définitive, avec la graduation, le sommeil vient lentement, l'agitation s'exalte ; puis après avoir triomphé de cette agitation, l'on n'est plus maître du sommeil, alors qu'il s'agit moins de l'entretenir que de pouvoir le faire cesser. Sur ce point, ma pratique repose sur cette donnée expérimentale, à savoir que d'une part avec une dose peu considérable administrée brusquement, je puis donner très-facilement le sommeil, tandis que je peux me charger d'autre part de faire respirer graduellement de très-fortes doses sans endormir.

La pratique journalière proteste enfin contre tout parti pris pour les inhalations continues ou pour les inhalations intermittentes du commencement à la fin d'une anesthésie.

Les premières ou continues pourront être nécessaires même pendant toute la durée d'un long éthérisme, si l'opération est très-douloureuse, si le sujet est robuste et un peu réfractaire. Les secondes ou intermittentes seront indispensables, si l'opération n'est pas en soi bien douloureuse, si elle a des temps d'arrêt, si elle est longue surtout, si le sujet est faible et facile à plonger dans un sommeil profond. La pratique la plus générale réclame en définitive impérieusement l'application des inhalations continues pendant les premiers moments de l'opération et le recours aux bénéfices des intermittentes, si le travail chirurgical se prolonge. Considérons enfin que, communément, le côté merveilleux des inhalations réside à la fois dans l'intensité de leurs effets et dans leur courte durée; rappelons, en outre, que sera réputée la meilleure celle des méthodes, quelle qu'elle soit, qui pourra tenir les malades sur la limite du sommeil et du réveil.

La méthode des inhalations d'essai et celle des demi-sommeils sont au moins inutiles, si elles ne sont pas fâcheuses.

MODIFICATIONS APPORTÉES A L'APPLICATION DES DIVERSES MÉTHODES ANESTHÉSIQUES.

Comme tous les remèdes héroïques, le chloroforme et l'éther peuvent soulager ou nuire. Aussi ai-je reconnu les avantages d'une dose d'épreuve appliquée pendant deux à trois minutes au plus, et immédiatement suivie d'une dose active en rapport avec le premier effet obtenu ; de manière à concilier efficacement les avantages de la brusque anesthésie, avec les conseils, non pas d'une prudence vague et alarmiste, mais d'une prudence qui, dès le début, s'éclaire, à chaque pas, des résultats acquis et permet tout ce qui est compatible avec l'entretien de la vie.

Les quantités d'éther ou de chloroforme et le temps nécessaire aux inhalations apportent aussi leur part d'influence suivant des conditions définies et suivant d'autres moins bien connues. Ces variations confondues sans distinction de causes ou d'effets m'ont présenté, surtout à mes débuts, des différences extrêmes de temps et de doses dont les termes sont de 1 à 40. Ces variations, en effet, sont exagérées, comme on le conçoit facilement, par le plus ou moins d'appropriation des liquides, la nature et surtout la défectuosité des appareils, l'inhabileté ou l'expérience de l'opérateur, l'âge, les habitudes et l'état de la santé générale du sujet ; en dehors de ces conditions définies existent des différences dues à l'idiosyncrasie, différences dont j'ai pu apprécier approximativement les termes extrêmes, toutes les autres circonstances étant nulles ou égales d'ailleurs, en prenant l'anesthésie même pour criterium, termes extrêmes qui sont de 1 à 10 pour les adultes : le simple énoncé de ces influences diverses plus ou moins définies, justifie assurément la nécessité de la dose d'épreuve que j'ai adoptée en même temps, que notamment sous le rapport de la donnée idiosyncrasymétrique, il offre un haut enseignement pour la thérapeutique.

Des anesthésies incomplètes ont pu faire douter de la valeur du liquide ou de la puissance de la méthode employée, ou faire croire à une résistance invincible de la part du sujet. Pour moi je n'ai jamais rencontré d'individu absolument réfractaire, ai-je dit; deux fois, pourtant, j'ai cru devoir reculer devant des phénomènes d'un caractère nouveau, étrange; (Obs.) : au moment, en effet, où le malade allait s'endormir, j'ai vu se produire, sous l'influence du chloroforme, une sorte d'opisthotonos des plus violents. J'ai appris plus tard que cet état pouvait céder à une inhalation prolongée, et je suis très-disposé à le croire. (1° Hôtel-Dieu, excision des conjonctives ; 2° maison de santé Moussier, rupture d'ankylose).

Lorsque je me suis trouvé aux prises avec quelque agitation intense et convulsive, j'ai passé outre sans accident en doublant la dose ; mais depuis je n'ai pas moins bien réussi en supprimant l'éther ou le chloroforme au milieu de ce paroxysme d'excitation (il faut alors nécessairement avoir des aides); un certain calme se produit bientôt, éloigne les chances d'accident et permet non seulement de reprendre l'inhalation, mais surtout de suivre le pouls et autres indices précieux qui échappent pendant l'agitation excessive.

Les effets de la sursaturation ne se traduisent pas toujours par des phénomènes dangereux, mais il importe néanmoins de les éviter. Je veux parler d'une persistance du sommeil, sommeil presque naturel et en quelque sorte invincible. (Obs.) C'est ainsi que la première chloroformisation que je fis à l'Hôtel-Dieu en présence de MM. Barrier, Bonnet, Bouchacourt, après avoir favorisé très-heureusement la réduction d'une luxation du coude, fut suivie d'un sommeil opiniâtre qui ne dura pas moins de trois heures ; la malade répondait brièvement aux interpellations, mais suppliait pour qu'on la laissât dormir : notre coup d'essai n'avait pas été un coup de maître.

En définitive, au milieu de toutes ces périodes et des dangers qui les suivent en les confondant, en présence de ces méthodes anesthésiques qui doivent se prêter au besoin un mutuel concours ; en face, enfin, de cette diversité si grande d'opérations et de sujets, toute crainte cesserait d'être salutaire, si elle inspirait l'opérateur au-delà d'une sage réserve ; la confiance lui est nécessaire autant que la somme voulue de connaissances théoriques et pratiques ; il la puisera au besoin dans cette vérité émise avec beaucoup d'autorité par le savant professeur de Montpellier, que j'ai déjà eu l'honneur de citer : « Toutes les probabilités sont en faveur de la méthode. »

APPLICATIONS A LA THÉRAPEUTIQUE.

La thérapeutique médicale trouve au besoin une puissante ressource dans l'anesthésie (Obs.) Naguère j'ai été invité par M. Bouchacourt à faire respirer du chloroforme à un très-jeune enfant pour faire cesser des convulsions. Deux courtes inhalations dans l'espace d'une heure ont suffi. (Obs.) Anciennement, avec M. Pernolet, j'ai appliqué l'éther qui a triomphé de deux crises d'éclampsie, avant et pendant l'accouchement. (Obs). Plus tard, avec M. Bonnet, nous eûmes à combattre, pendant toute une nuit, des crises hystériques dont le paroxysme avait pour double aiguillon et un engorgement utérin et une tumeur abdominale ; nous eûmes à opposer à huit heures de crises, sept heures de sommeil ; toutes les heures vingt minutes de chloroforme et quarante minutes de sommeil naturel. A ce calme passager que l'on ne pouvait obtenir par un autre moyen, la malade était arrachée par de nouveaux cris de désespoir et de nouvelles et ardentes prières pour qu'on lui donnât encore, encore du chloroforme.

En donnant à la première partie de ce travail le titre de *caractères communs au chloroforme et à l'éther*, j'ai commencé leur parallèle et dénié le caractère d'infériorité et d'impuissance même attribuée à l'un d'eux par un grand nombre d'opérateurs : en effet, depuis l'époque déjà reculée où la pratique la plus générale adopta le chloroforme, l'agent préféré a perdu de son prestige, en même temps que l'anesthésique délaissé a trouvé, selon moi dans l'emploi des vapeurs *tièdes* le point de départ d'une période ascendante trop méconnue de ses adversaires ; d'où il résulte que sous beaucoup de rapports il y a une certaine parité acquise entre les deux principaux agents de l'anesthésie artificielle.

DEUXIÈME PARTIE.

PARALLÈLE DES CARACTÈRES DIFFÉRENTIELS.

En passant par l'appréciation des propriétés chimiques et organoleptiques, par celle des appareils les plus usités, par celle enfin du dosage des liquides, celle de la durée des effets et de leurs dangers, cet examen comparatif des caractères différentiels imprimé ci-après nous conduira du parallèle de la situation pratique actuelle à la conclusion qui résume mon opinion sur le choix à faire entre l'éther et le chloroforme.

SITUATION.

Chloroforme. — En Angleterre, en France, notamment à Paris, dans nos guerres d'Afrique, de Crimée, et actuellement d'Italie, l'emploi du chloroforme est la règle générale.

Éther. — Montpellier, Strasbourg ont donné le signal d'une réaction en faveur de l'éther ; à Lyon, depuis longtemps, le chloroforme est devenu peu à peu l'exception, l'emploi de l'éther y est actuellement la règle générale.

PROPRIÉTÉS CHIMIQUES.

Chloroforme. — Souvent il est impur, soit par un défaut de rectification qui y laisse notamment du chlore, de l'acide chlorhydrique, soit par altération spontanée qui y introduit de nouveau certaines substances enlevées par la rectification, soit par la présence de l'élaïle et autres composés, selon la nature des matériaux employés à sa fabrication.

IMPUR : il peut ainsi renfermer de l'alcool ou de l'éther qui brûlent avec flamme, du chlore, de l'acide chlorhydrique par lesquels le tournesol blanchit ou rougit et que le nitrate d'argent précipite ou qui réagissent sur l'iodure de potassium ; de l'éther hydrochlorique qui passe dans l'eau de lavage ; des hydrocarbures que noircit l'acide sulfurique, des dérivés de méthyles, enfin, qui n'ont pas de réactif propre, mais qui proviennent de l'emploi de l'esprit de bois dans la fabrication de certains chloroformes destinés aux arts, et dont l'odeur peut révéler l'origine ; de l'élaïle qui, avec la potasse, donne du chlorure d'acétyle infecte, comme l'a signalé M. Berthé, mais s'assurer avant qu'il ne contient pas d'alcool ; agité enfin dans l'eau, il s'en sépare en gouttelettes opalines.

PUR : il ne doit présenter aucun des caractères d'altérations ci-dessus ; il a une densité de 1,49. Il donne à 15°, au pèse-sirop, 45, et c'est en quelque sorte sa pesanteur propre qui est le principal signe de sa puissance ; un ou deux degrés de plus ne le rendraient pas pourtant moins suspect. Le degré de chaleur 60, 8, auquel il entre en ébullition, donne une idée de sa volatilité. Il n'est point inflammable.

Éther. — Souvent il est impur, soit par absence de rectification qui y laisse de l'acide sulfureux, de l'huile pesante de vin, des huiles empyreumatiques et surtout de l'alcool très-hydraté, soit encore par altération spontanée qui, sous l'influence de l'air ou de la lumière seule (Magnès Lahens), y développe de l'acide acétique et de l'eau.

Impur : Il peut donc renfermer des acides que rendra facilement manifestes leur action décomposante sur un cristal d'iodure de potassium qu'ils coloreront en jaune, renfermer des huiles qui troublent l'eau avec laquelle on l'agite, ou dont l'aspect, l'odeur et la saveur amère sont rendus très-sensibles dans le résidu de l'évaporation spontanée que l'on obtient de 30 grammes d'éther abandonnés dans une soucoupe ; il renferme enfin de l'eau et de l'alcool, ce qui est très-fréquent, qui peuvent être laissés par l'évaporation ou mieux absorbés par le chlorure de calcium : l'épreuve faite dans un tube gradué indique immédiatement la diminution du volume.

Pur : Il ne doit, pour l'usage anesthésique, présenter

aucune des défectuosités signalées ci-dessus. Sa densité est de 0,71 ; il doit marquer 63°, et c'est pour ainsi dire dans sa légèreté que réside le caractère de sa force ; il bout à 34°, c'est dire qu'il est très-volatil. Il s'enflamme très-facilement à l'approche de corps enflammés, mais non pas seulement en ignition, et cette circonstance doit être prise en considération pour les opérations faites à la lumière artificielle (1), soit dans les alcoves toujours mal aérées, soit sur des parties voisines de la tête devant être vivement éclairées (2).

PROPRIÉTÉS ORGANOLEPTIQUES.

Chloroforme. — IMPUR, il est suffocant, il peut être même corrosif; plus rarement il doit à sa composition des propriétés vertigineuses ; il compromet donc ou la santé ou la vie.

PUR, il est incolore ; son odeur rappelle celle de la pomme

(1) Pour mettre les vapeurs à l'abri de la flamme on pourrait à la rigueur employer des toiles métalliques fixées au deux extrémités du verre de la lampe.

(2) J'ai vu un incendie de ce genre ; le malade, dormant profondément, avait la tête dans les flammes ; il en a été quitte pour avoir la barbe et les cheveux brûlés ; l'air de l'expiration n'était ni inflammable, ni détonnant, comme on eût été tenté de le croire.

reinette ; son arrière-goût est menthé et sucré. Lorsqu'on l'administre pour endormir, la sensation qu'il produit sur les organes du goût et de la respiration est en général plutôt agréable que pénible.

Quelquefois les malades accusent une certaine persistance de goût et s'en plaignent. L'ivresse initiale est ordinairement éphémère, l'altération dans les perceptions par les sens est rapide, l'agitation générale n'est pas toujours supprimée comme on l'a prétendu ; l'insensibilité devient enfin absolue et s'accompagne de rêvasseries et plutôt de torpeur. Généralement bien toléré par les muqueuses bronchiques et pulmonaires, souvent il provoque directement les grandes inspirations qui précèdent le sommeil. Les mouvements thoraciques s'affaissent graduellement à tel point que quelquefois les mouvements du diaphragme paraissent seuls sensibles.

L'accélération des battements du cœur est souvent portée jusqu'à son apogée, sans temps d'arrêt ; le ralentissement se fait sentir avec une dépression généralement très-sensible. Ce que le pouls perd alors en plénitude, il le gagne quelquefois en vitesse. On peut enfin être exposé à de grands écarts dans le rhythme des pulsations ; les nombres les plus extraordinaires que j'aie vus ont été 140 à 50. Son action est plus insidieuse que celle de l'éther, et plus d'une fois, en présence d'un calme extérieur qui faisait l'admiration de l'assistance, j'aurais bien préféré entendre les cris du malade.

M. Barrier a rappelé que dans les expériences sur les

animaux, l'on obtient facilement avec le chloroforme la paralysie brusque du cœur.

Éther. — Impur, il a une odeur désagréable et tenace, il provoque l'éternument, la toux et la nausée ; son tort le plus commun est celui d'enivrer péniblement sans endormir.

Pur, il est incolore et très-fluide ; son odeur est vive, franche et suave ; sa saveur est masquée par une grande fraîcheur. Lorsqu'on l'administre pour endormir, l'impression première est le plus généralement désagréable ; mais seulement pendant la première minute.

L'haleine des malades éthérisés exhale souvent pendant vingt-quatre heures l'odeur de l'éther ; ils s'en aperçoivent peu, mais ceux qui les approchent ne sauraient en douter. L'ivresse initiale est plus marquée qu'avec le chloroforme ; l'altération de la perception par les sens est en quelque sorte plus successive ; la période d'excitation générale qui ne se manifeste pas toujours est plus fréquente. Les malades qui redoutent les premières impressions causées par l'éther doivent être invités à ne pas retenir leur respiration. On obtient enfin une insensibilité absolue à laquelle survit une certaine activité de l'âme, se traduisant par l'expression du visage souvent radieux. Le coma, lorsqu'il a lieu, n'arrive que plus tardivement.

Les modifications éprouvées par le pouls se succèdent plus distinctement, c'est d'abord une certaine accélération, puis un peu d'abaissement, après quoi, très-souvent, il se relève avec énergie et l'on est témoin de sa marche précipitée vers le sommeil. Je n'ai pas eu l'occasion de voir l'éther atteindre les écarts extrêmes que j'ai remarqués avec le chloroforme ; il s'en rapproche, pourtant, avec une tendance plus manifeste vers le retour à l'état normal. L'on n'obtient que très-difficilement la paralysie brusque du cœur avec les animaux sursaturés d'éther.

APPAREILS.

Le meilleur des appareils sera celui qui se rapprochera le plus d'un simple récipient, n'exigeant aucun ajustage, et aussi facile à placer qu'à enlever. En ce qui concerne les dispositions diverses des appareils connus, l'on remarque le soin et surtout le désir des auteurs de donner accès à l'air dans leurs appareils et au milieu et sur le trajet des vapeurs, dispositions qui, mises en jeu, ont la prétention de graduer la vapeur et ne font autre chose que la supprimer. Je suis tenté de croire enfin que l'état anesthésique exige bien moins impérieusement que l'état normal une atmosphère dont la proportion d'oxygène soit peu différente de celle de l'air. J'ai vu en effet la proportion de l'air donné réduit à 50 p. °/₀ par le fait de son mélange avec la vapeur d'éther, et conséquemment celle de l'oxygène descendre et se maintenir à 10 p. °/o au lieu de 21 dans un très-grand nombre d'inhalations, du reste très-régulières, et l'explication de cette tolérance semble fournie par l'état de langueur auquel se trouve réduit le fonctionnement de tous les organes. L'habitude que l'on peut avoir d'un appareil doit, à l'occasion, militer en faveur de son emploi, car elle permet de tirer parti de ses avantages et de surveiller ses inconvénients.

Chloroforme. — Du choix et de l'habitude du récipient peut dépendre en grande partie le succès ou l'insuccès de l'inhalation. Je maintiens mon dire après avoir fait usage d'un appareil très-gradué, très-savant, de ma composition, et auquel j'ai dû renoncer ; puis d'un appareil de M. Luër ; enfin d'un troisième, de M. Charrière, dont je me suis particulièrement servi, et de la compresse qui a bien aussi son mauvais côté.

Obs. — Mais voici un fait bien capable de donner raison à ceux qui ne sont pas partisans des appareils : On m'apporta un jour un de ces derniers et très-bons appareils de M. Charrière et un flacon de chloroforme en me disant : Le malade qu'on a voulu endormir est mort. . . . Que peut contenir ce chloroforme ? Pendant que j'examinais le liquide, et je ne saurais l'oublier, l'on venait me chercher pour une chloroformisation chez un dentiste. Le chloroforme était pur aux réactifs, j'en connaissais, du reste, la loyale origine. Bientôt après, en démontant l'appareil, je m'aperçus que le malade avait poussé une fusée de bile qui avait englué, pour ainsi dire, la soupape interne, soupape d'aspiration, et imprégné le diaphragme. Ce fait témoigne incontestablement de la nécessité d'être en garde contre le danger que présente une foule d'appareils analogues. Dans les appareils à chloroforme la température baisse peu par le fait de l'évaporation du liquide, d'abord parce que sa volatilité n'est pas excessive comme celle de l'éther, et ensuite parce que la quantité à réduire en vapeur est de beaucoup moindre.

La compresse et le cornet sont surtout usités ; les tenir à courte distance ; car c'est commettre une faute des plus grossières que de laisser peser sur les lèvres et sur les narines une compresse ou une éponge imbibée de chloroforme : dans les hôpitaux, nous avons été témoin de cette fâcheuse épreuve.

La simplicité des moyens propres à administrer le chloroforme a toujours fait l'admiration des partisans de cet agent ; un certain nombre d'opérateurs, néanmoins, préfèrent l'emploi du sac.

Éther. — La volatilité excessive de l'éther et la nécessité d'un volume assez considérable de ce liquide ont rendu les appareils plus nécessaires pour l'éther que pour le chloroforme. La supériorité que nous avons reconnue aux vapeurs tièdes nous a fait renoncer à une foule de conceptions très-prudentes, sans doute, et capables pourtant de remplir bien des conditions physiologiques. (Appareils Robinson, Charrière, Bonnet, Ferrand, etc.)

Mais les meilleurs résultats ne répondent pas toujours

aux meilleures intentions, et la pratique, en poussant à l'abandon de ces divers instruments, nous a fait faire cette tardive remarque, à savoir, que les précédentes innovations se proposant surtout de ne donner de la vapeur d'éther que graduellement et crescendo, ne la donnaient que de moins en moins et réalisaient ainsi le contraire de ce qu'elles voulaient faire. En effet, dès les premières respirations, l'éther, en se volatilisant, produisait dans les anciens appareils un si grand froid que la température y descendait à 0° et ralentissait ainsi considérablement l'évaporation. Or, dans les appareils sacciformes, connus surtout depuis la proposition de M. Roux, mais dont l'idée première appartient à M. le docteur Munaret (Rhône), se trouvent des conditions pratiques toutes différentes, conditions qui ont résisté au dédaigneux accueil qui leur fut fait par quelques praticiens. J'ai constaté en effet que la température initiale de l'air extérieur étant de 15 à 18°; le thermomètre, plongé dans le milieu du sac, n'y descend pas au-dessous de 10°, même pendant les grandes inspirations, et que bientôt après il remonte graduellement jusqu'à 20 et 23°, circonstances qui permettent de donner toutes quantités voulues. Le thermomètre plongé dans ledit appareil, privé d'éther et dans lequel passe, depuis quelques minutes, le courant d'air chaud de l'expiration, monte facilement à 30° et même 32°.

Je me sers donc du sac à éthérisation auquel j'ai fait mettre une étoffe de laine pour enveloppe, et je préfère de beaucoup à l'éponge que l'on met à l'intérieur un simple carré de toile grosse et un peu usée qui absorbe et retient moins que l'éponge, mais offre plus de surface à l'évaporation ; c'est en d'autres termes l'emploi de la compresse dans une atmosphère limitée.

A côté du moyen facile d'employer le chloroforme, ce petit sac de laine, dont l'intérieur est une vessie dégraissée munie latéralement d'un petit entonnoir de corne facile à fermer, compose un appareil à éther qui n'est assurément ni fragile, ni compliqué, ni incommode.

Mon flacon d'éther porte sur l'un des côtés une simple bande de papier graduée ; chaque trait représente dix grammes.

DOSAGE.

La pondération des agents anesthésiques est plus propre à édifier sur la différence des systèmes et moyens employés que sur la quantité rigoureusement consommée par le malade. En effet les appareils clos donnent une idée de la quantité que l'on dépense utilement sur les compresses ou éponges à l'air libre ; mais s'ils expriment la quantité donnée, ils ne sauraient, dans aucun cas, exprimer la quantité absorbée. En admettant même une certaine proportionnalité entre ces deux derniers termes, c'est-à-dire un certain rapport entre la dose reçue et celle assimilée, on reconnaîtra seulement que les proportions ne sont point semblables suivant que l'on recourt aux inhalations brusques ou graduées, aux inhalations intermittentes ou continues. A côté de ces données premières, la variété des sujets apporte des différences tellement grandes et si souvent imprévues que la pondération ne fait rigoureusement connaître que des écarts extrêmes. Le dosage précis dans la pratique se réduit donc à une vaine prétention. Donner d'autant moins de vapeur sur la fin de l'opération, qu'il en aura fallu davantage au début.

Chloroforme. — Depuis le plus simple jusqu'au plus compliqué, depuis le mouchoir de M. Simpson jusqu'à l'anesthésimètre de M. Duroy, des moyens divers et un grand nombre d'appareils très-ingénieux semblent se distinguer surtout au point de vue économique, en ce qui concerne le dosage, comme si le chloroforme était un produit coûteux.

Avec des doses données très-modérément d'abord et des sujets peu dociles, j'ai administré jusqu'à 15 grammes de chloroforme avant d'obtenir l'anesthésie; mais ce sont des exceptions qui remontent à des époques bien éloignées. Avec le même appareil qui est encore le plus usité, l'appareil Charrière, j'ai employé avec le système des inhalations graduées de 4 à 10 grammes de chloroforme, dont un cinquième restait dans l'appareil, tandis que avec les inhalations brusques, je n'ai employé que 4 à 8 grammes de liquide, dont un tiers restait dans le diaphragme. Cette différence établit donc entre les deux systèmes une distinction de 33 % en moins au profit de celui qui consiste en de promptes et vives attaques : 3 à 4 grammes représentent ma dose d'épreuve, dose que l'on doit le plus souvent ne donner qu'avec interruption ; elle suffit aux faibles. On est donc fondé à conclure d'autre part qu'il faut en général faire passer dans les bronches de 3 à 6 grammes de chloroforme pour obtenir le sommeil.

Pour une chloroformisation de vingt minutes, la consommation, déduction faite de la dose nécessaire à l'obtention du sommeil, pourra être de 8 à 10 grammes, soit près de 5 décigrammes à la minute ; au-delà elle devra être moindre et presque toujours suspendue autant du moins que le comportera l'insensibilité du malade. La quantité totale sera donc de 12 à 20 grammes.

Pour des opérations d'une heure, j'ai dépensé de 20 à 35 grammes : sur les compresses on en dépense le double. On a dit, pour faire l'éloge du chloroforme : il est moins dispendieux parce qu'il en faut une moins grande quantité ; relevons cette erreur : s'il en faut quatre ou cinq fois moins, il coûte quatre ou cinq fois plus cher.

Ether. — Le genre d'appareil, le système d'inhalation, la nature du liquide, la variété des sujets apportent dans les quantités nécessaires à l'obtention du sommeil des écarts beaucoup plus sensibles encore avec l'éther qu'avec le chloroforme.

J'ai vu autrefois dans les hôpitaux les élèves employer jusqu'à 100 grammes d'éther avant d'obtenir l'état anesthésique. La dose d'éther mise en usage est approximativement cinq à six fois celle du chloroforme. En effet, ma dose d'épreuve, dose versée dans l'appareil est de 25 à 30 grammes ; elle serait insuffisante, même pour les sujets faibles, si fractionnée elle était donnée graduellement, tandis que donnée tout entière elle suffit pour les malades dociles et impressionne les plus réfractaires. Rapidement portée d'un seul trait à la moitié en plus et au double, soit jusqu'à 50 à 60 grammes, elle endort le malade : mais, comme pour les appareils à chloroforme, si le sac à éther est pesé aussitôt, on retrouve un reste de liquide qui égale en général le tiers ou le quart de l'éther employé.

On serait donc tenté de conclure que pour les adultes il faut faire passer dans l'air de l'aspiration 25 à 50 grammes d'éther.

Pour une éthérisation de vingt minutes, la consommation de l'éther à partir du sommeil pourra être de 20 à 40 grammes en plus, soit une consommation de 1 à 2 grammes à la minute. La dose totale mise dans l'appareil aura donc pu être de 50 à 100 grammes ; au-delà la quantité sera de plus en plus faible. L'inhalation pourra même être suspendue, quoique la persistance du sommeil profond soit moins grande avec l'éther qu'avec le chloroforme.

Pour une opération d'une heure la consommation entière peut être de 80 à 150 grammes. En critiquant l'éther, on a dit qu'il était plus difficile à porter ; cela tient sans doute à des habitudes anglaises qui considèrent 2 décilitres comme un volume excessif.

DURÉE.

Dans l'appréciation des deux systèmes d'inhalations ou brusques ou graduées, interviennent à la fois et la question de dosage et la question de durée ; dans les systèmes intermittents ou continus, il s'agit surtout du temps. Or, il arrive quelquefois que le malade présente ou une tolérance très-faible, et l'on est obligé d'agir lentement et avec intermittence ; ou une tolérance excessive, et les doses doivent être recrues à plusieurs reprises : d'où il résulte que dans ces deux exemples on fait forcément de l'inhalation graduée. Mais en dehors de l'excessive faiblesse et de l'extrême résistance, il y a une grande majorité d'individus qui opposent une résistance notable, prévue, qu'il ne faut pas exagérer par des lenteurs accusant plus d'inhabileté que de prudence. Et l'expérience démontre qu'il faut attaquer vivement cette classe nombreuse de sujets, et que, pour bien agir, il faut aussitôt après la dose d'épreuve faire forcément de l'inhalation brusque à haute dose. Répétons que penser adopter exclusivement l'une ou l'autre de ces méthodes, c'est se faire illusion, car elles sont successivement nécessaires dans la plupart des cas. Seront enfin entachés de complications à bien surveiller, les cas dans lesquels le malade ne pourrait pas respirer assez librement la vapeur donnée et ceux où il semblerait pouvoir la respirer indéfiniment sans s'endormir. Or, cette assertion me rappelle l'un des cas les plus difficiles que j'aie rencontrés :

Obs. Malade opérée par le Dr Philipeaux pour une fistule à l'anus (emploi de l'éther), kyste rentrant du cou comprimant la trachée, respiration sifflante, oppression habituelle : je dus réduire ma dose d'épreuve à un huitième, ma première dose active à un quart et recourir deux fois à l'intermittence avant de donner le sommeil.

Chloroforme. — Dès son apparition le chloroforme dut à son activité de pouvoir fournir de prompts résultats avec ou sans appareils.

Avec les inhalations brusques, deux à cinq minutes suffisent ; avec les inhalations graduées, trois à huit minutes sont nécessaires.

Les propriétés physiques du chloroforme permettent d'obtenir une vapeur assez constante dans tous les cas, et, conséquemment, une marche anesthésique moins exposée à se faire attendre au-delà de la durée voulue.

Quelques praticiens suppriment toute chloroformisation dès que les temps les plus douloureux de l'opération sont accomplis, mais c'est exposer le malade à des cris, à des mouvements qu'exagère souvent l'ivresse ou excitation de retour ; c'est l'exposer à des douleurs rendues obtuses peut-être par un reste d'anesthésie, mais encore assez vives, telles que celles que provoquent les ligatures, les sutures, les épingles, les contre-extensions, etc. Or, laisser souffrir le malade pour en finir plus vite avec la chloroformisation, ce n'est pas prouver une haute confiance en l'innocuité du moyen. J'ai cité, page 16, une opération de 70 minutes avec le chloroforme.

En dehors des opérations chirurgicales, on a fait respirer du chloroforme pendant plusieurs heures presque consécutivement, notamment dans un cas de tétanos (Dr M. Valette), 18 heures avec quelques interruptions.

Éther. — La nécessité des appareils et leurs défectuosités premières contribuèrent beaucoup à retarder le sommeil dans les limites de dix à vingt-cinq minutes.

Actuellement, avec les appareils sacciformes, les inhalations brusques exigent de cinq à six minutes, les inhalations graduées six à quinze.

La volatilité extrême de l'éther, la nécessité d'employer une quantité assez volumineuse de ce produit le rendent moins facilement maniable que le chloroforme, et apportent ainsi, suivant son mode d'emploi, des différences notables dans la durée de l'opération.

On a accusé à tort l'éther d'exiger beaucoup plus de temps que le chloroforme; nous venons de voir qu'il n'exige que six minutes au lieu de trois. Disculpons-le encore en rappelant qu'on a conseillé de le préférer pour les longues opérations, et j'ai cité, page 16, l'exemple d'une opération de 65 minutes.

Les faits de grandes éthérisations, fréquentes dans la pratique de M. Bonnet opérant les ankyloses, les luxations anciennes, par la rupture ou la réduction et par le redressement immédiat, ont donné la mesure de ce que l'on pouvait attendre de l'anesthésie en général et de l'éther en particulier. Sans anesthésie ces opérations fussent restées irréalisables ; sans éther aurait-on pu oser toujours, notamment avec le chloroforme ?

J'ai donc fait de longues opérations sans aucun accident et avec le chloroforme et surtout avec l'éther ; mais je me rappelle que les éthérisations ainsi prolongées m'ont toujours inspiré une sécurité plus grande.

DANGERS.

Il est incontestable que l'on peut faire courir des dangers à tous ceux à qui l'on administre, contrairement aux règles de l'art, des substances très-actives, que ce soit du chloroforme ou de la strychnine, de la morphine ou de l'éther, puisque l'on peut volontairement donner la mort avec ces mêmes substances. Or, il n'est pas moins certain qu'en présence d'accidents toxiques, les suites seront d'autant plus redoutables que l'agent inhalé sera plus actif. M. Barrier fait cette même réflexion en parlant de l'asphyxie par le chloroforme. Il importe donc au plus haut degré, d'après ce que nous avons dit précédemment, de surveiller, dès les premières inhalations, la circulation, la respiration, la calorification des extrémités, la coloration des lèvres et de la peau, l'état de la pupille, l'expression de la physionomie, tous les écarts enfin du rhythme normal.

« Arrêter à propos les inhalations, telle est, dit M. Bouis-« son, la règle générale, souveraine, pour se mettre à « l'abri d'une redoutable éventualité, » et je dois ajouter que les conditions de ma pratique, en ses jours difficiles, ont toujours justifié pour moi cette sage maxime.

Chloroforme. — On a cité un grand nombre de cas de mort par le chloroforme. Je suis disposé à croire qu'on ne les a certainement pas tous signalés, mais qu'il y en a plusieurs parmi ceux que l'on a fait connaître qui accusent plutôt des conditions mauvaises (et j'en ai cité un, page 40,) que l'action propre du chloroforme; je veux parler notamment des vingt premiers cas de mort. Actuellement, on affirme que le chiffre de 100 a été de beaucoup dépassé. On a fait à Lyon de nombreuses chloroformisations, surtout pendant trois ou quatre ans, et l'on a eu la douleur de compter plusieurs décès.

M. Bouisson, de Montpellier, M. Sedillot, de Strasbourg, pensent que la répétition de l'anesthésie par le chloroforme est plus dangereuse que celle par l'éther, pour les animaux comme pour les hommes. (Obs.) Mes observations sur ce point m'ont à peine démontré que les malades devenaient un peu plus réfractaires, mais sans menace particulière. Ainsi, je citerai le cas d'une lithotritie : M. le curé de ..... qui, chloroformisé dix fois de suite dans un mois, chantait chaque fois, ni plus ni moins, pendant l'égarement du réveil, trois ou quatre versets des psaumes de David. (Dr Bonnet, maison de santé du Dr Moussier.)

Ether. — Parmi les cas de mort que l'on a cités, si je juge de la masse par ceux que je connais, je suis en droit de dire que j'attends encore un cas dont l'enquête, faite impartialement et avec tous les documents nécessaires, ait un caractère de démonstration qui ne laisse pas de place au doute ; je veux parler notamment des dix premiers cas de mort qui ont été publiés. S'il y a beaucoup, a-t-on dit, plus de morts avec le chloroforme qu'avec l'éther, c'est que ce dernier n'est employé que beaucoup plus rarement. Cela est vrai, notamment pour Paris, mais cela est inexact pour Lyon où l'on a fait beaucoup plus d'éthérisations que de chloroformisations, soit pendant huit à neuf années sur douze, y compris tous les débuts de 1847. Dans les conclusions, enfin, d'une savante discussion provoquée et soutenue par M. Barrier, la Société de médecine de Lyon, après avoir entendu MM. Diday, Rollet, Pétrequin, Rodet, Bouchacourt, Desgranges, a déclaré l'éther moins dangereux que le chloroforme.

Il est moins difficile de porter remède aux accidents produits par l'éther qu'à ceux produits par le chloroforme. comme l'a fait remarquer M. Pétrequin, qui s'est distingué, du reste, entre tous ses collègues lyonnais, en n'employant jamais que l'éther.

CHOIX.

L'*éther* a eu des débuts difficiles; l'éther avait contre lui l'inexpérience des opérateurs, l'inconnu des phases diverses de l'anesthésie, et contre lui encore l'imperfection des appareils réalisant le contraire de la progression cherchée et exagérant tous les inconvénients attachés à son application nouvelle.

Le *chloroforme* a eu des débuts heureux; il arrivait à propos, son activité supprimait les difficultés inhérentes aux modes d'application de l'éther; il ne nécessitait pas d'appareil, ou se prêtait mieux à l'emploi de ceux que l'on construisait pour lui; il méritait, enfin, parfaitement, ces qualifications qui exprimaient sa supériorité : rapide, facile et efficace. Pour ma part, je fis comme le plus grand nombre des opérateurs, j'adoptai le chloroforme parce qu'il était un progrès.

Mais à cet avénement brillant pour le chloroforme succéda une suite d'infortunes qui l'amena devant le tribunal de l'Académie de médecine de Paris où il fut acquitté. Peu à peu la confiance qu'avait inspiré l'éther ramena à sa pratique un petit nombre d'opérateurs; bientôt les éthérisations devenues plus rapides et conséquemment moins accompagnées de scènes de violences, c'est-à-dire plus régulières, plus simples, ont fait ici pencher la balance en faveur de l'éther ; tandis que, ailleurs, cette même confiance en lui, grandie avec l'étude suivie des deux agents qui nous occupent, faisait prescrire de réserver l'application de l'éther aux sujets affaiblis par les hémorrhagies, la maladie ou les privations, aux enfants, aux vieillards, aux femmes hystériques, à tous ceux appelés à subir des opérations ou graves, ou longues ou réitérées ; n'était-ce pas déjà restreindre de beaucoup l'usage du chloroforme et surtout les préventions contre l'éther ? Le vote, enfin, de la Société de médecine de Lyon (1), éclairé par la pratique et les lumières des hommes éminents, professeurs et majors des hôpitaux célèbres de notre ville, vient de consacrer cette conséquence formelle : l'*éther doit être préféré au chloroforme.*

Pour moi, après avoir suivi, comme simple praticien, tous les mouvements de l'opinion et de l'épreuve expérimentale, je suis convaincu que, depuis le rappel des considérants annonçant avec éclat l'apparition du chloroforme en l'appuyant et de motifs secondaires qui sont devenus puérils et de motifs sérieux qui sont devenus un danger, jusqu'à la connaissance plus humble des perfectionnements acquis à l'application de l'éther, l'état comparé de ces deux agents donne sur le choix à faire des renseignements certains. En effet, parmi les affirmations

(1) *Gazette médicale de Lyon*, 1er juin 1859, bulletin du premier trimestre.

qui, longtemps appréciées avec faveur, ont contribué à déposséder l'éther du rang qu'il occupait, n'a-t-on pas avancé d'abord que le chloroforme avait une odeur moins persistante, qu'il était plus facile à porter et moins dispendieux ? les noms les plus vénérés n'ont-ils pas ensuite insisté sur la rapidité, sur la puissance et l'innocuité même de son action ? En dernier lieu, si j'ai atteint mon but, contrairement à ces nombreuses, mais futiles ou dangereuses allégations, j'aurais établi que l'éther, à l'état de vapeurs tièdes (1) et pures, a fait faire un progrès considérable à l'éthérisation accusée de toutes sortes de désagréments ou d'impuissance et frappée de disgrâce ; un progrès tel qu'on peut dire sûrement qu'elle se prête avec un succès incontestable à tous les sujets, à toutes les opérations, aux résolutions musculaires les plus complètes, à tous les degrés enfin de l'anesthésie.

Je crois d'autre part fermement que cette régénération de l'éther trop méconnue doit être signalée avec d'autant plus d'insistance que l'opinion la plus générale donne encore la préférence au chloroforme ; je crois enfin que cette appréciation réparatrice fournit un dernier trait au parallèle que j'ai entrepris ; car en même temps qu'elle inscrit comme un fait certain la nécessité de la réhabilitation de l'éther, elle constate que les accusations, autrement graves, exprimées contre le chloroforme, sont et demeurent dignes de la plus haute attention.

(1) Dans le mode dont il s'agit, c'est l'haleine du malade qui fournit à l'éther la température convenable (voyez p. 42.)

Il ressort, en définitive, de l'analyse de cette question, qu'il existe trop de caractères communs entre les deux principaux agents pour que l'on puisse soutenir toujours le principe de l'exclusion absolue de l'un d'eux, et pour que l'on doive désespérer de rallier le plus grand nombre des esprits par le langage de la conciliation. Or, en terminant, je n'hésite pas à tenir ce dernier langage, à l'aide duquel je puis dire à ceux qui, considérant le chloroforme comme trop énergique et l'éther comme trop faible, ont désiré la découverte d'un corps doué d'une activité intermédiaire : ce corps existe, il est tout trouvé : c'est l'éther lui-même, mais l'éther concentré, agréable et pur, administré aussitôt après une première dose d'épreuve, à l'état de vapeurs tièdes et abondantes, contrairement aux pratiques défectueuses des premiers temps, et sans que l'opérateur puisse se départir d'une louable vigilance.

www.ingramcontent.com/pod-product-compliance
Ingram Content Group UK Ltd.
Pitfield, Milton Keynes, MK11 3LW, UK
UKHW020433230726
13925UKWH00004B/1708